BEI GRIN MACHT SICH IHR WISSEN BEZAHLT

- Wir veröffentlichen Ihre Hausarbeit,
  Bachelor- und Masterarbeit

- Ihr eigenes eBook und Buch -
  weltweit in allen wichtigen Shops

- Verdienen Sie an jedem Verkauf

Jetzt bei www.GRIN.com hochladen
und kostenlos publizieren

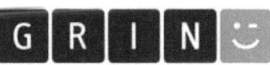

Yvonne Mocker

Modell der Gesundheitsfinanzierung

GRIN Verlag

Bibliografische Information der Deutschen Nationalbibliothek:

Die Deutsche Bibliothek verzeichnet diese Publikation in der Deutschen National-
bibliografie; detaillierte bibliografische Daten sind im Internet über http://dnb.d-
nb.de/ abrufbar.

Impressum:

Copyright © 2006 GRIN Verlag GmbH
Druck und Bindung: Books on Demand GmbH, Norderstedt Germany
ISBN: 978-3-638-91778-0

Dieses Buch bei GRIN:

http://www.grin.com/de/e-book/87076/modell-der-gesundheitsfinanzierung

GRIN - Your knowledge has value

Der GRIN Verlag publiziert seit 1998 wissenschaftliche Arbeiten von Studenten, Hochschullehrern und anderen Akademikern als eBook und gedrucktes Buch. Die Verlagswebsite www.grin.com ist die ideale Plattform zur Veröffentlichung von Hausarbeiten, Abschlussarbeiten, wissenschaftlichen Aufsätzen, Dissertationen und Fachbüchern.

Besuchen Sie uns im Internet:

http://www.grin.com/

http://www.facebook.com/grincom

http://www.twitter.com/grin_com

Alice-Salomon-Fachhochschule

Studiengang *Gesundheits- und Pflegemanagement*

Sommersemester 2006 (2. Fachsemester)

Seminar: Gesundheitsökonomie und Betriebswirtschaft

Modelle der Gesundheitsfinanzierung

Yvonne Mocker

Inhaltsverzeichnis

Einleitung

Das Deutsche Gesundheitssystem steht vor dem Wandel. Schon die vergangenen 3 Jahrzehnte versuchte die Politik mit zahlreichen Reformen den Kostenanstieg einzudämmen. Es gibt nur wenige Wirtschaftbereiche, die in solch kurzer Zeit mit so vielen Gesetzesänderungen zu tun hatten, wie das Deutsche Gesundheitssystem. Schlagworte wie demographischer Wandel, Kopfpauschale oder Bürgerversicherung fielen bereits in den vergangenen Jahren, doch blieb es lediglich bei Gesprächen und Diskussionen. 2003 wurde die Gesundheitsreform verabschiedet, deren Veränderungen aber nicht ausreichen, die Probleme der gesetzlichen Krankenversicherung zu beheben. Anstatt die Strukturen und Anreize des Systems zu verändern, wurde weiterhin eine Budgetierung und Rationierung verfolgt und der entscheidende Durchbruch blieb bis heute aus. In der großen Koalition deutet sich jetzt eine Einigung auf das Modell eines Gesundheitsfonds an. SPD und Union können somit ein neues Finanzierungsmodell vorweisen, das weder Kopfpauschale noch Bürgerversicherung heißt.

Ich möchte in meiner Hausarbeit mit dem jetzigen Ist-Zustand auseinander setzen, den demographischen Wandel erläutern, mich mit den verschiedenen Modellen der Bürgerversicherung und der Kopfpauschale auseinander setzen und zum Schluss die ersten Vorschläge des noch nicht beschlossenen Gesundheitsfonds untersuchen.

1.Derzeitige Situation

Die Ausgaben im Gesundheitswesen sind in den letzten 30 Jahren dramatisch gestiegen. Während 1970 die Gesundheitsausgaben etwas über 6% des Inlandsproduktes lagen, war es 2002 knapp 11% allein nur in Westdeutschland (Bundesministerium für Gesundheit 2005, Grafik 10.3)

Ziel der Gesundheitsreform ist es die Krankenkassenkosten langfristig zu senken und das Gesundheitssystem zu sanieren.

2.Betrachtung der gesetzlichen Krankenkasse (GKV)

Derzeit sind alle abhängig Beschäftigte in einer gesetzlichen Krankenkasse versichert, sofern ihr Monatsverdienst im Jahresdurchschnitt unter 3825 Euro beträgt (Pflichtversicherungsgrenze). Der durchschnittliche Beitragssatz beträgt 14, 35% des Bruttoeinkommens. Die Beitragsfinanzierung der gesetzlichen Krankenkasse ist derzeit paritätisch geregelt, was bedeutet dass der Beitrag von Arbeitgeber und Arbeit-

nehmer jeweils zur Hälfte bezahlt wird. Selbstständige, Beamte und Abgeordnete sind nicht in der gesetzlichen Krankenkasse versichert. Die gesetzlichen Krankenkassen unterliegen einem Kontrahierungszwang, das heißt, dass die Krankenkassen Patienten nicht wegen einem zu geringen Einkommens oder zu hohen Risikoprofils ablehnen dürfen, wie es zur Zeit bei den privaten Krankenversicherungen der Fall ist. Die ökonomischen Defizite der gesetzlichen Krankenkasse werden durch steigende Beiträge, aber dennoch sinkende Beitragseinnahmen beschrieben. Die gesetzliche Krankenkasse wird mit versicherungsfremden Zahlungen, wie zum Beispiel Mutterschaftsgeld oder beitragsfreie Mitversicherung von Familienmitgliedern, belastet. Auch der medizinische Fortschritt und der demographische Wandel, die ich später näher erläutern werde, bedingen steigende Kosten. Des Weiteren herrscht mangelnde Effizienz und wenig Wettbewerb im Gesundheitswesen (vgl. http://www.m-v.gruene.de/Buergerversicherung.318.0.html). Auch gibt es viele politische Defizite im System. Die Beschränkung bei der Beitragsbemessungsgrenze auf Erwerbseinkommen bedingt starke konjunkturelle Schwankungen, sowie eine Verteuerung des Faktors Arbeit und birgt ein Gerechtigkeitsdefizit, denn auf einige Einkommensarten wie etwa Versorgungsbezüge von Rentnern wird nur der halbe Beitragssatz berechnet. Durch die Versicherungspflichtgrenze wird der Lastenausgleich der gesetzlichen Krankenkasse überwiegend nur von geringem und mittlerem Einkommen getragen. Durch die Beitragsbemessungsgrenze zahlen besser Verdienende einen relativ gesehen geringeren Beitrag als geringer Verdienende, denn die Beiträge steigen nur bis zur Beitragsbemessungsgrenze linear an (vgl. http://www.m-v.gruene.de/Buergerversicherung.318.0.html).
Die Notwendigkeit einer Reform des Gesundheitswesens liegt in mehreren Punkten begründet, ich möchte nur einige davon erörtern.

2.1 Zukünftige Entwicklung und Vorbereitung

Der demographische Wandel ist begründet durch den dauerhaften Rückgang der Geburtenzahlen und der weiter steigenden Lebenserwartung der Menschen, das heißt, es wird mehr ältere Menschen und weniger Beitragszahler geben. Unser momentan bestehendes Finanzierungsmodell der gesetzlichen Krankenversicherung ist nicht ausreichend auf diesen Wandel und seine Folgen ausgerichtet.
1973 war die Bundesrepublik Deutschland das erste Land der Welt, in dem die Zahl der Geburten die Zahl der Sterbefälle unterschritt. Der Höhepunkt der Geburtenrate

4

von 1964 mit fast 1, 2 Milliarden Geburten hat sich beständig, auf heute rund 730.000 jährlich, reduziert. Und diese Zahl sinkt weiter auf voraussichtlich 580.000 Geburten im Jahr 2050.

Das bedeutet, dass etwa jährlich nur halb so viele Menschen in Deutschland geboren, wie sterben werden. Für eine Bestandserhaltung der Bevölkerung fehlten in den vergangenen 30 Jahren ca. 2,5 Millionen Geburten. Ohne unsere Zuwanderungsrate von jährlich 165.000 Menschen wäre die Gesamtbevölkerung in Deutschland längst geschrumpft. Die Lebenserwartung steigt immer weiter und beständig. Für die Zukunft wird von einer Ausweitung des potenziellen durchschnittlichen Lebenshorizonts ausgegangen. Das hat zwar den Effekt, dass dem Schrumpfen der Bevölkerung entgegen gewirkt wird, aber die Alterung der Gesellschaft beschleunigt wird (vgl. http://www.förderland.de/794.0.html)

Innerhalb der nächsten 50 Jahre wird die Zahl der über 100 Jährigen in Deutschland, von jetzt 10.000 auf dann 45.000, steigen. Das Durchschnittsalter der deutschen Bevölkerung liegt momentan um knapp 40 Jahre und wird schon in der nächsten Generation um 10 Jahre altern. Verantwortlich dafür sind der Geburtenrückgang und die steigende Lebenserwartung. Es werden weniger Menschen geboren, als sterben. In den nächsten Jahrzehnten wird die Gesamtbevölkerung, je nach Zahl der Zuwanderer, von heute 82 Millionen auf weniger als 70 Millionen sinken (vgl. http://www.förderland.de/794.0.html).Der demographische Wandel wird in folgenden Darstellungen deutlich:

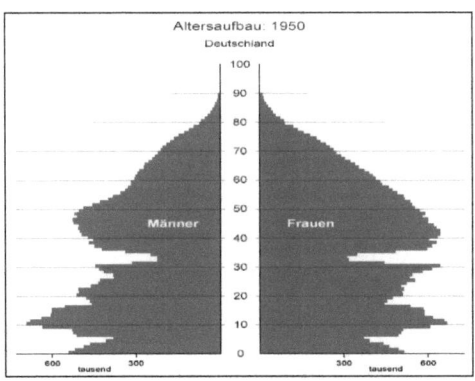

Quelle: http://www.destatis.de/basis/d/bevoe/bev_pyr4.php

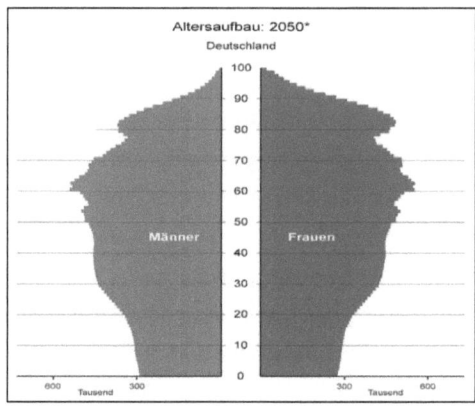

Quelle: http://www.destatis.de/basis/d/bevoe/bev_pyr4.php

Der demographische Wandel betrifft die europäische-, bundes- und landespolitische Ebene bis zu den einzelnen Kommunen, Unternehmen und Familien. Trotz einer zunehmend diffusen Beunruhigung über die Folgen zeigt das Fehlen angemessener Konsequenzen ein klares Bild. Der Ernst der Lage und vor allem die notwendige Konsequenzen sind noch nicht ausreichend erkannt. Derzeit liegen konsistente Strategien und politische Langfristplanungen nur bruchstückhaft vor. Keine Einzelmaßnahme kann die Folgen des demographischen Wandel auch nur annähernd abfedern. Wenn jetzt keine weitere Anpassung, wie zum Beispiel die Verlängerung der Lebensarbeitszeit, erfolgt, müsste der Rentenbeitrag von jetzt 19,5% auf 40% steigen, um die Finanzierung nur annährend abzudecken (vgl. http://www.förderland.de/794.0.html). Innerhalb der nächsten 40 Jahre reduziert sich die erwerbstätige Personenzahl um ca. 10 Millionen Menschen. Das bedeutet dass immer weniger Beitragszahler eine stetig steigende Zahl an Rentner und das Gesundheitssystem finanzieren müssen. In der beitragsfinanzierten Rentenversicherung finanzieren die Arbeitnehmer die Leistungen der Rentengeneration. In Verbindung mit einer sinkenden Lohnquote gefährdet der demographische Wandel die Sicherheit der Renten und belastet die Lohnnebenkosten durch Beitragssteigerung. Es muss eine kapitalgedeckte private Vorsorge gestärkt und eine Beitragsbasis erweitert werden. Auch hier bereitet die notwendige Umgestaltung der Krankenversicherung die größten Schwierigkeiten. Der immer weiter ansteigende medizinische Fortschritt ist sehr kostenintensiv. Diese Ausgabensteigerung wird an den Beitragszahler weitergegeben. Die potentielle Beitragserhöhung betrifft aufgrund der Parität, Arbeitgeben und Arbeitnehmer, was eine Steigung der Lohnnebenkosten beinhaltet. Diese steigenden Lohnnebenkosten wirken sich verheerend auf Arbeitskosten, Arbeitsmarkt und die internationale Wettbewerbsfähigkeit aus. Um den entgegen zu wirken müssen die Beiträge zur Krankenversicherung von den Lohnkosten abgekoppelt werden (vgl. http://www.förderland.de/794.0.html).

3. Betrachtung der privaten Krankenversicherung (PKV)

Im Gegensatz zu der gesetzlichen Krankenversicherung basiert die private Krankenversicherung auf eine kapitalgedeckte Beitragsfinanzierung. In der privaten Krankenversicherung können sich alle Personen versichern, die oberhalb der Pflichtversicherungsgrenze ihres monatlichen Bruttoeinkommens liegen und es werden Selbstständige, Beamte, Freiberufler (mit der Ausnahme von Journalisten und Künstler) versichert (vgl. http://www.förderland.de/794.0.html). Die private Krankenversicherung enthält ein größeres Leistungsspektrum als die gesetzliche Krankenkasse. Freie Arztwahl, Facharztbesuche ohne Überweisung und bevorzugte Behandlung bei Arztbesuchen sind nur einige Vorteile. Die private Krankenversicherung enthält keine Einkommensumverteilungselemente, was bedeutet dass jede Generation soviel zahlt, wie ihre Gesundheitsversorgung auch tatsächlich kostet. Somit werden nachfolgende Generationen nicht belastet. Der Arbeitgeberzuschuss endet in der Höhe der Hälfte des durchschnittlichen gesetzlichen Krankenversicherungsbeitrages. Beitragserhöhungen der privaten Krankenversicherung haben dadurch auf den Arbeitgeberanteil keinerlei Auswirkungen. Die private Krankenversicherung erhebt risikoäquivalente Prämien und die Beitragshöhe hängt von der Art der vereinbarten Leistung ab. Kostensteigerungen im Alter werden in der Beitragsberechnung einkalkuliert. Der Versicherte der privaten Krankenversicherung spart als Vorsorge im Alter einen in den Prämien enthaltenden Anteil an. Auch die Zinsen werden für die Altersrückstellung als Zukunftsvorsorge verwendet. Ab dem Jahr 2000 wird bei Neuversicherten, zwischen 21 und 60 Jahren, ein Zuschlag von 10% auf den Beitrag erhoben. Diese Mehreinnahmen werden angelegt und für eventuelle Beitragserhöhungen für die Versicherten der privaten Krankenversicherung ab 65 Jahren genutzt. Dieser Beitrag bleibt auch bei Kostensteigerungen konstant. Ab dem 80. Lebensjahr wird der Beitrag gesenkt, vorherige Beitragssenkungen sind gesetzlich nicht erlaubt (vgl. http://www.förderland.de/794.0.html).

3.1 Zukünftige Entwicklung und Vorbereitung

Die private Krankenversicherung ist durch das Kapitaldeckungsverfahren, die Bildung von Altersrückstellung und die Erhebung risikoäquivalenter Prämien besser auf den demographischen Wandel vorbereitet. Durch die 10%-igen Zuschläge könnte auch die mögliche Kostensteigerung des medizinischen Fortschrittes aufgefangen werden. Die Belastung der Lohnnebenkosten ist, die der gesetzlichen Krankenversicherung gleichzusetzen. Aber durch die gesetzliche Festlegung des Arbeitgeberanteils, an das des durchschnittlichen Beitrags der gesetzlichen Krankenversicherung, wird es durch eventuelle Beitragssteigerungen der privaten Krankenversicherung keine Erhöhung der Lohnnebenkosten geben.

4. Bürgerversicherung, Kopfpauschale und Gesundheitsfonds

Unsere Politik muss auf die neuen Rahmenbedingungen und Herausforderungen Antworten geben. Agenda 2010 war die Einleitung eines umfassenden Reformprozesses. Das Hauptaugenmerk liegt in der Beitragssenkung, die Begrenzung der Ausgaben und die zukünftige Entwicklung zu finanzieren.

4.1 Kopfpauschale

Das Grundprinzip des Prämienmodells orientiert sich an der Äquivalenz von Leistung und Gegenleistung. Hier wird die Einkommensumverteilung steuerfinanziert.

4.1.1 Ziele und Mechanismen der Rürüp- und Herzog-Kommission

In dem Modell der Kopfpauschale von dem Ökonomieprofessor und Vorsitzender der Wirtschaftswiesen Bert Rürüp ist eine Abkehr von der einkommensbezogenen Beitragsbemessung vorgesehen. Jeder Versicherte in der gesetzlichen Krankenversicherung soll formal den gleichen Beitrag zahlen. Legt man die voraussichtlichen Ausgaben an den Pflichtleistungen zugrunde und teilt dies durch die Zahl der Versicherten, so ergeben sich für Erwachsene ein Beitrag von 169 Euro und bei Kindern von 78 Euro (vgl. http://tagesschau.de/aktuell/meldungen.de). Durch den Wettbewerb der Kassen können die Pauschbeträge je Kasse aber voneinander abweichen. Zuerst befürwortete er eine Abkopplung der GKV-Beiträge von dem Arbeitseinkommen, um die Lohnnebenkosten zu senken. In seinem neuen überarbeiteten Modell sollen die Beiträge aber wie bisher von den Arbeitgebern, den Rentenversicherungsträgern oder der Bundesagentur für Arbeit abgeführt werden. Die Arbeitgeberbeiträge werden für abhängig Beschäftigte in reguläre Bestandteile des Bruttolohnes umgewandelt, somit besteuert und sozialversicherungspflichtig (vgl. http://tagesschau.de/aktuell/meldungen.de). Nach den Vorstellungen der Herzog-Kommission, einer Reformkommission der Union unter der Leitung von Exbundespräsident Roman Herzog, soll der Arbeitgeberanteil bei aber 6,5% eingefroren werden. Aus Gründen der Gleichbehandlung wird, der bis jetzt steuerfreie Arbeitgeberzuschuss an privat Versicherte, ebenfalls versteuert und für Beamte und Pensionäre ein fiktiver Zuschuss zugrunde gelegt. Zusätzlich soll die GKV von den Umverteilungsaufgaben entlastet werden, in dem der Solidarausgleich durch einen steuerfinanzierten Prämienzuschuss für geringe Haushaltseinkommen erfolgt. Diese zusätzlichen Steuermittel sollen aus den gestiegenen Aufkommen der Einkommenssteuer genommen werden. Entsprechend des durch die Umstellung erhöhten Bruttolohnes erhöht sich die Versicherungspflichtgrenze von 3863 auf 4105 Euro (vgl. http://www.m-v.gruene.de/Buergerversicherung.318.0.html).

Laut Rürüp soll das System der PKV und GKV erhalten bleiben. Die beitragsfreie Mitversicherung von Familienmitgliedern soll entfallen. Ergänzend äußerte die Herzogkommission die Vorstellung, die Herausnahmen einzelner Leistungen aus der gesetzlichen Krankenversicherung, zum Beispiel das Krankengeld, die aber zusätzlich privat angeboten werden können. Somit entsteht ein erhöhter Wettbewerb (vgl. Hoffritz, 2003, In:Die Zeit Nr.47)

Die Aufwendungen für den steuerfinanzierten Solidarausgleich wird aus etwa 27 Milliarden Euro bestehen. Die Vorteile dieses Modell bestehen aus der einheitlichen Prämie, dadurch erfolgt eine einfache Beitragsbemessung. Eine Erhöhung der Belastung von Einkommen unterhalb der 1400 Euro-Grenze ist im Gegensatz ein starker Nachteil. Kritiker bemängeln den Ersatz der Abhängigkeit vom Arbeitsentgelt zu der Abhängigkeit der Entwicklung des allgemeinen Steueraufkommens. Die Aufwendungen für den steuerfinanzierten Solidarausgleich sind nach Ansicht der Experten nicht finanzierbar (vgl. http://tagesschau.de/aktuell/meldungen.de).

4.1.2 Fazit

In wie weit das Modell die Herausforderungen der Zukunft gewachsen ist, hängt von der Ausgestaltung ab. Die Wahl der Kapitaldeckung weist eine hohe Demographiefestigkeit auf. Die Umlagefinanzierung kann diesem Problem aber nichts entgegensetzen. Bei der Wahl des Umlagemodells würden die Kosten des medizinischen

Fortschritts ebenfalls auf die nachfolgende Generation abgewälzt werden und zu einer Erhöhung der Prämien mit sich bringen. Mit der Deckelung der Arbeitgeberbeiträge hätte zumindest eine Erhöhung der Prämien keinen Einfluss mehr auf die Lohnnebenkosten.

4.2 Bürgerversicherung

Bei der Bürgerversicherung entsteht der soziale Ausgleich über einkommensabhängige Versicherungsbeiträge.

4.2.1 Ziele und Mechanismen des Lauterbach-Modells

Der Gesundheitsökonom Karl Lauterbach entwarf ein Modell für eine Bürgerversicherung. Er möchte den Versichertenkreis durch den Wegfall der Versichertenpflichtgrenze und durch den Beitritt von Beamten und Selbstständigen erweitern. Zusätzlich wird die Beitragsbemessungsgrenze angehoben. Die Entlastung des Faktors Arbeit erfolgt durch die Senkung des Beitragssatzes. Laut Lauterbach soll die PKV ebenfalls diese Bürgerversicherung, sowie Zusatzleistungen, nicht medizinischer Herkunft, anbieten können. Der Hauptteil der Beiträge wird bei dem Arbeitgeber erhoben, wobei andere Einkunftsarten, wie zum Beispiel Vermietungs-, Zins- und Kapitaleinkünfte mit einbezogen werden. Diese sollen durch die Finanzämter, beziehungsweise bei Beitragszahlern ohne Einkommenssteuererklärung durch Selbstauskunft, berücksichtigt werden. Der Wettbewerb zwischen den Krankenversicherungen soll noch weiter durch verschiedene Beitragssätze und verschiedene Leistungsangebote gefördert werden (vgl. http://www.medizin.uni-koeln.de/kai/igm/Bürgerversicherung.pdf). Joschka Fischer entwarf zu diesem Modell noch einige Ergänzungen. Auch er verlangt ein dauerhaftes prozentuales Einfrieren der Arbeitgeberanteile, welches den Versicherten als Erhöhung des Bruttolohnes ausgezahlt werden soll. Somit werden auch hier die Gedanken zur Abkopplung der Beiträge zum Arbeitseinkommen genutzt. Auch wird so mit den erhöhten Einnahmen durch die Veränderung des Bruttoarbeitslohnes gerechnet. Es sollen Mehreinnahmen durch den Wegfall der Versicherungspflichtgrenze und die Anhebung der Beitragsbemessungsgrenze entstehen. Ein großer Vorteil besteht durch die Stärkung des Solidarprinzips. Es entstehen höhere Einnahmen durch die Eibeziehung der gesamten Wohnbevölkerung und aller Einkommensarten. Zu beachten ist dabei, dass es ein riesiger bürokratischer Aufwand ist, jede individuelle Beitragshöhe zu ermitteln (vgl. http://www.m-v.gruene.de/Buergerversicherung.318.0.html).

4.2.2 Fazit

Auch die Bürgerversicherung kann dem demographischen Wandel nichts entgegensetzen. Durch die Erweiterung des Personenkreises und die mögliche Abschaffung der Beitragsbemessungsgrenze, kann zwar kurzfristig eine Beitragssenkung erreicht werden, allerdings ändert das nichts an der langfristig erwartenden Beitragssteigerung, aufgrund des demographischen Wandels. Auch die Kostensteigerung durch den medizinischen Fortschritt und durch die steigenden Lebenserwartungen wird mit der Beibehaltung des Umlageverfahrens nicht Rechnung getragen. Eine Entlastung der Lohnnebenkosten gelingt nur dann, wenn eine Beitragssenkung erfolgt. Dies ist aber nur kurzfristig möglich, aufgrund, wie oben erwähnt, der Erweiterung des Versichertenkreises. Langfristig muss in diesem Modell von einer Beitragssteigerung ausgegangen werden, so dass das Ziel der Senkung der Lohnnebenkosten verfehlt wird. Lediglich bei einer Deckelung des Arbeitgeberbeitrages würde sich eine weitere Beitragssteigerung nicht mehr auf die Lohnnebenkosten auswirken. Auf die größten Herausforderungen unserer Zukunft kann das Modell der Bürgerversicherung daher keine Antwort geben.

4.3 Gesundheitsfonds

Die Reform der Finanzierungsgrundlage ist momentan Hauptgesprächsthema. Um die gegensätzlichen Vorstellungen von Union und SPD zu vereinigen, haben sich die Unterhändler der Koalition auf ein vages Modells eines Gesundheitsfonds geeinigt. Die Gespräche über die Art der Finanzierung sind noch nicht abgeschlossen. Ich kann mich leider nur auf Eckpfeiler der noch wackligen Konstruktion stützen, denn wie genau der Gesundheitsfond ausgestaltet werden könnte, ist noch Verhandlungssache der Koalition.

Der Fonds stellt ein Mischmodell, aus dem Kopfpauschale der Union und der Bürgerversicherung der SPD, dar.

Als Grundgerüst für die Beratungen zur Gesundheitsreform gilt das Konzept des Gesundheitsfonds, in dem die Beiträge von Arbeitnehmer und Arbeitgeber sowie ein steuerfinanzierter Anteil fließen sollen. Arbeitgeber sollen pauschal rund 6% der Lohnsumme einzahlen (vgl. http://www.handelsblatt.com/pshb/fn/relhbi/sfn/cn/html)

Die Versicherten entrichten einen einheitlichen Prozentsatz ihres Lohnes und anderer Einkommen, wie Miet- und Zinseinkünfte, die bisher nicht der Beitragspflicht unterlagen. Die Kassen sollen aus diesem Fonds pro Versicherten einen Betrag von 170 Euro erhalten, der die durchschnittlichen Behandlungskosten pro Patient abdecken soll. Krankenversicherungen, die mit diesem Geld nicht auskommen, müssten zusätzlich bei ihren Versicherten einen Zusatzbetrag als Kopfpauschale oder prozentualen Beitrag erheben. Kassen die weniger Geld benötigen, würden ihren Mitgliedern Geld zurückzahlen (vgl. http://www.abendblatt.de/daten/ 2006/06/13/572957.html). Momentan erhalten die Kassen für so genannte versicherungsfremde Leistungen einen Steuerzuschuss von 4,2 Milliarden Euro. Der ist in der Vergangenheit erhöht worden, mit der Begründung, Leistungen wie Mutterschaftsgeld und Krankengeld bei Erkrankung eines Kindes müssten von der gesamten Gesellschaft getragen werden. Im Zuge der Haushaltssanierung schwindet dieser Zuschuss und fällt ab 2008 weg. Im Zusammenhang mit dem Gesundheitsfonds wird aber ein neuer Steuerzuschuss diskutiert. Er soll die Krankenversicherung für Kinder abdecken (vgl. http://www.hna.de/politikticker/LINK00_20060621183306_Der_ Gesundheitsfonds_im_Aeberblick.html).

Der schwierigste Punkt ist nach wie vor die Rolle der privaten Krankenversicherung. Umstritten ist, inwieweit die private Krankenversicherung in die Pflicht genommen werden soll. Während die SPD für eine direkte Einbindung der PKV in den aktuell favorisierten Kassenfonds ist, können sich die Unionsparteien auch eine mittelbare Beteiligung der privat Krankenversicherten in Form eines steuerlichen Solidarausgleichs vorstellen. Damit bliebe das System PKV unangetastet (vgl. http://www.lpb.bwue.de/aktuell/gesundheitsreform.php3).

In den Interessengemeinschaften gibt es geteilte Meinungen über den Gesundheitsfonds. Der DGB (Deutsche Gewerkschaftsbund) lehnt zum Beispiel diese Pläne kategorisch ab.

„Ein solcher Gesundheitsfond ist nichts anderes als ein Privatisierungs- und Umverteilungsprogramm zu Lasten der Arbeitnehmerinnen und Arbeitnehmer."
(Annelie Buntenbach, DGB-Vorstandsmitglied, In http://www.tagesspiegel.de/ politik/archiv/09.06.2006/2582903.asp)

Auch die gesetzlichen und privaten Krankenkassen konnten der Idee der Gesundheitsfonds nichts abgewinnen. So erklärten führende Vertreter der Spitzenverbände der GKV, dass die Reformvorschläge weder die Qualität verbessern, noch die Wirtschaftlichkeit der Versorgung und sie nicht zu höheren Einnahmen führen. Das Fondmodell wird als Schritt in Richtung Verstaatlichung des Gesundheitswesens angesehen

(vgl. http://www.spiegel.de/politik/deutschland/0,1518,420389,00.html).

Die Deutsche BKK unterstützt aber die Idee des Gesundheitsfonds, weil er als zentrales Beitragseinzugssystem zu einer Entbürokratisierung und Verschlankung des Gesundheitssystems führt. Weitere positive Effekte: Der Gesundheitsfonds verstärkt durch das geplante Prämien-/Bonussystem den Wettbewerb zwischen den gesetzlichen Krankenkassen. Davon profitiert letztlich der Verbraucher durch sinkende Preise und bessere Leistungen. Die anteilige Steuerfinanzierung regelt familienpolitische Leistungen wie den Mutterschutz und die Mitversicherung von Kindern und Ehepartnern verbindlich und sozial gerecht. Zudem nimmt der Staat die Verantwortung für die Gesundheit seiner Bürger wahr (vgl. http://www.google.de/search?q= Gesundheitsfonds+vorteile+nachteile&hl=de&lr=&start=20&sa=N).

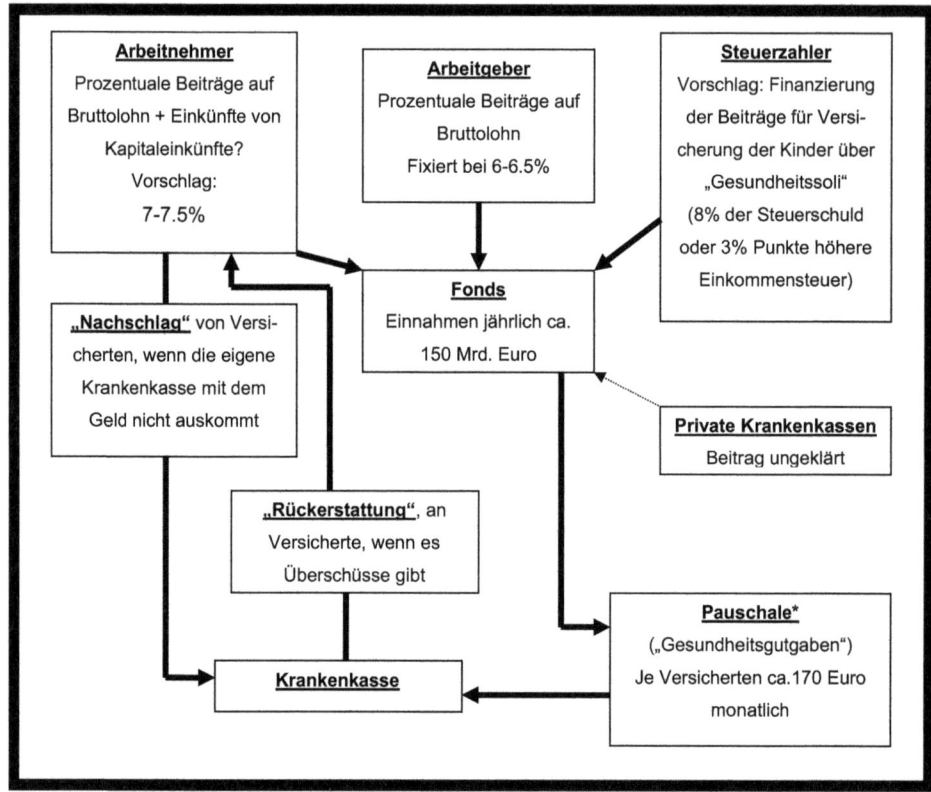

The diagram contains the following text boxes:

Arbeitnehmer
Prozentuale Beiträge auf
Bruttolohn + Einkünfte von
Kapitaleinkünfte?
Vorschlag:
7-7.5%

Arbeitgeber
Prozentuale Beiträge auf
Bruttolohn
Fixiert bei 6-6.5%

Steuerzahler
Vorschlag: Finanzierung
der Beiträge für Versi-
cherung der Kinder über
„Gesundheitssoli"
(8% der Steuerschuld
oder 3% Punkte höhere
Einkommensteuer)

„Nachschlag" von Versi-
cherten, wenn die eigene
Krankenkasse mit dem
Geld nicht auskommt

Fonds
Einnahmen jährlich ca.
150 Mrd. Euro

Private Krankenkassen
Beitrag ungeklärt

„Rückerstattung", an
Versicherte, wenn es
Überschüsse gibt

Krankenkasse

Pauschale*
(„Gesundheitsgutgaben")
Je Versicherten ca.170 Euro
monatlich

* plus Ausgleich für Kassen mit vielen alten und kranken Menschen

Quelle:
http://www.hna.de/politikticker/LINK00_20060621183306_Der_Gesundheitsfonds_im
_Aeberblick.html

5. Abschließende Betrachtung

Welches der vorgestellten Reformmodelle „besser" ist, lässt sich nicht sagen. Bürgerversicherung und Kopfpauschale sind insgesamt keine extremen Gegensätze.
Lediglich eine Bürgerversicherung ohne Beitragsbemessungsgrenze würde einen
großen Gegensatz darstellen. Beide Modelle können die derzeitig vorhandenen
Strukturprobleme der Krankenversicherung nicht grundsätzlich und nicht langfristig
lösen. So werden die demographische Entwicklung, die Auswirkungen auf die Lohnnebenkosten und die Kosten des medizinischen Fortschrittes nicht ausreichend be-

rücksichtigt. Daher ist eine Mischform der beiden Modelle im Gespräch. Der Gesundheitsfonds ist für die große Koalition so attraktiv, weil er nicht ideologisch vorbelastet ist. SPD und Union können nun ein neues Finanzierungsmodell vorweisen, das weder Kopfpauschale noch Bürgerversicherung heißt. Es gibt also keinen klaren Gewinner oder Verlierer.

Bei der konkreten Ausgestaltung stehen noch heftige Debatten an und somit eine Menge Arbeit für die Koalitionsspitzen der SPD und Union, denn zur parlamentarischen Sommerpause Anfang Juli soll die Reform stehen.

Wichtige Fragen sind für mich, welches die sozialen Folgen für Arm und Reich sind und was sich nun wirklich für die gesetzlichen und privaten Krankenversicherungen verändert? Werden wir die Folgen des demographischen Wandels mit dem Gesundheitsfonds aufhalten und finanzieren können?

Es wird zur Stärkung der Finanzbasis der gesetzlichen Krankenversicherung, durch den Einzug aller Vermögenseinkommen, Mehreinnahmen auf Seiten der Versicherten erzielt. Sollte es nicht auch auf der Kapitalseite der Arbeitgeber einen zusätzlichen Beitrag geben? Somit könnte erreicht werden, dass das Risiko künftiger Beitragssteigerungen nicht überwiegend durch den Versicherten getragen werden muss.

Fakt ist, dass Gesundheit einen zukünftigen Wert erhält, der kaum noch zu bezahlen ist. Ich erwarte mit Spannung den endgültigen Beschluss der Koalition, mit einem Hauch von Unbehagen, denn wer sieht in der Gesundheitsreform noch einen positiven Aspekt.

Letztendlich lässt sich nur ein Satz sagen, der sich in den letzten Jahren nur bewahrheitet hat: Nach der Reform ist vor der Reform. Denn diese Reform wird nicht die Letzte sein und es werden ihr noch viele Folgen.

Literaturverzeichnis

Bundesministerium für Gesundheit 2005, Grafik 10.3

http://www.abendblatt.de/daten/2006/06/13/572957.html   Version:
13.06.2006Datum: 21.06.2006

http://www.förderland.de/794.0.html   Datum:10.06.2006
http://www.google.de/search?q=Gesundheitsfonds+vorteile+nachteile&hl=de&lr=&sta
rt=20&sa=N Datum: 21.06.2006

http://www.handelsblatt.com/pshb/fn/relhbi/sfn/cn/html   Version: 08.06.2006
        Datum: 21.06.2006

http://www.hna.de/politikticker/LINK00_20060621183306_Der_Gesundheitsfonds_im
_Aeberblick.html   Datum: 21.06.2006
Hoffritz, 2003, In:Die Zeit Nr.47

http://www.lpb.bwue.de/aktuell/gesundheitsreform.php3   Datum: 10.06.2006

http://www.medizin.uni-koeln.de/kai/igm/Bürgerversicherung.pdf   Datum:
21.06.2006

http://www.m-v.gruene.de/Buergerversicherung.318.0.html Datum: 10.06.2006

http://www.spiegel.de/politik/deutschland/0,1518,420389,00.html   Version:
08.06.2006 Datum: 21.06.2006

http://tagesschau.de/aktuell/meldungen.de   Version: 15.07.2004   Datum:
21.06.2006

http://www.tagesspiegel.de/politik/archiv/09.06.2006/2582903.asp   Version:
09.06.2006 Datum: 10.06.2006

Bildquellen:

http://www.hna.de/politikticker/LINK00_20060621183306_Der_Gesundheitsfonds_im _Aeberblick.html   Datum: 21.06.2006

http://www.destatis.de/basis/d/bevoe/bev_pyr4.php   Datum: 21.06.2006